# DU TÉNIA,

## Dit VER SOLITAIRE,

ET

## DES VERS EN GÉNÉRAL,

*Par A. Petigars, médecin.*

I.

Nullum tam peregrinum est symptoma, tamque *.......* quod vermes excitare non possint !

(KLEIN, *Interpres clinicus.*)

II.

Non est uno symptomate, sed ex concursu omnium.

(HIPPOCRATE.)

III.

Vermiculi vivos nos torquent et mortuos consumunt.

(THOMAS BARTHOLIN.)

**Seconde édition.**

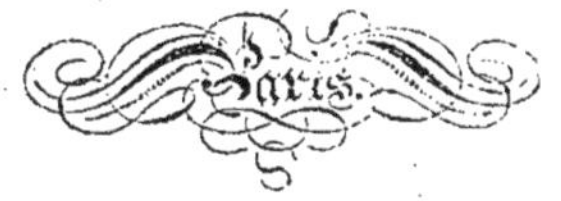


CHEZ L'AUTEUR,

34, RUE NEUVE-S.-NICOLAS, FAUBOURG S.-MARTIN.

1844.

# DU TÉNIA,

## DIT VER SOLITAIRE,

### Et des Vers en général.

PARIS. — IMPRIMERIE DE E.-B. DELANCHY,
Rue du Faubourg-Montmartre, n° 11.

# DU TÉNIA,

## DIT

## VER SOLITAIRE,

### Et des Vers en général;

### Par A. PETIGARS, médecin.

I.

Nullum tam peregrinum est symptoma, tamque
δαμωνιακον quod vermes excitare non possint !

(KLEIN, *Interpres clinicus.*)

II.

Non est uno symptomatæ, sed ex concursu omnium.

(HIPPOCRATE.)

III.

Vermiculi vivos nos torquent et mortuos consumunt.

(THOMAS BARTHOLIN.)

## Seconde édition.

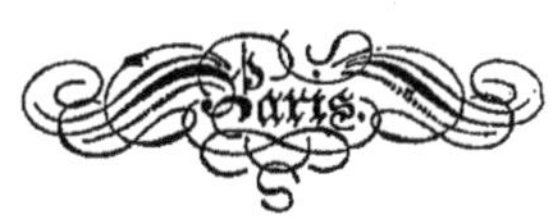



## CHEZ L'AUTEUR,

### 34, RUE NEUVE-SAINT-NICOLAS, FAUBOURG SAINT-MARTIN.

## 1844.

# AVANT-PROPOS.

En offrant au public une monographie sur les vers entozoaires qui tourmentent l'homme depuis son enfance jusque
dans sa vieillesse, nous avons moins eu l'intention de nous
faire auteur que de nous rendre utile aux gens du monde
qui ont généralement de fausses idées sur les causes et
l'origine des vers intestinaux. En effet, après avoir lu et
analysé avec soin les ouvrages précieux des zoologistes anciens et modernes sur l'helminthologie, nous avons pensé
qu'en résumant dans un seul fascicule les théories et les opi-
nions des auteurs les plus recommandables sur cette matière, et en y ajoutant le fruit de nos observations particulières, aujourd'hui fort nombreuses, nous ferions un travail
qui pourrait être consulté avec quelque avantage. Nous nous
sommes donc mis à l'œuvre, et nous avons tout lieu d'espé-
rer qu'après l'avoir lu, la mère de famille, prémunie contre
de vieux dictons populaires, ne croira plus à l'efficacité
des remèdes de commères, trop souvent nulle, quant
au but qu'on se propose, et presque toujours nuisible. Mieux éclairée sur la valeur de quelques symptômes plus effrayants que dangereux, occasionés par la présence d'ascarides-lombricoïdes, elle n'aura plus de préju-
gés contre une médecine anthelmintique rationnellement
suivie, et elle cessera de craindre pour les jours de son enfant. Suffisamment informée par l'éveil que nous don-

nons à sa sollicitude maternelle, dans le cas d'existence d'ascarides vermiculaires, elle ne s'affligera plus sur des effets dont nous lui donnerons les moyens de détruire la cause.

Si nous nous adressons aux personnes du monde atteintes de maladies chroniques présentant des phénomènes plus ou moins extraordinaires qui (pour nous servir de l'expression usitée) rendent ces affections *incurables*, nous les rassurerons en leur répétant, avec le judicieux Klein, « qu'il n'est pas de symptôme, quelque surprenant « et insolite qu'il soit, que l'on ne puisse attribuer à la « présence des vers. » Notre exposé des symptômes attribués à l'existence de tel ou tel genre d'entozoaire éclairera le diagnostic et ouvrira dès lors une nouvelle voie de guérison pour ces malades.

Prenant en masse la classe des artisans adultes, nous estimons, d'après notre expérience particulière, que le tiers, au moins, des ouvriers qui habitent la capitale, sont affectés du *ténia*, dit *ver solitaire*. La plupart d'entre eux nourrissent long-temps ce ver sans se douter que la faim continuelle qui les tourmente et la maigreur qui les étonne sont dus à la présence de cet affreux parasyte. Le tableau que nous donnons des symptômes occasionés par les ténias ne laissera plus de doute à ceux qui les auront observés sur eux-mêmes ou sur autrui. Dès lors espoir et guérison pour certains genres de manie et de mélancolie. L'affreuse épilepsie trouvera quelquefois son remède parmi les anthelmintiques ; l'hypochondrie et le spleen, qui entraînent quelquefois au meurtre et si souvent au suicide les malheureux malades qui en sont atteints, considérés dans quelques cas comme symptomatiques de la présence de certaines espèces de ténias, permettront de tenter des cures prétendues illusoires ou impossibles, et que, pour notre part, nous avons cependant eu plusieurs fois le bonheur de réaliser.

Après avoir fait l'exposé fidèle, dans l'état actuel de la science, des genres et des espèces de vers intestinaux qu'on rencontre chez l'homme, nous avons passé légèrement et sans détails sur les genres peu connus que nous avons indiqués seulement pour ordre. Nous nous sommes appliqué à faire une description exacte des vers généralement observés par les auteurs; nous avons fait une histoire aussi complète que possible du genre *ténia* dont la physiologie est restée presque stationnaire depuis les belles recherches de Rudolphi et de Laënnec. Le traitement si difficile et souvent si bizarre de ces entozoaires a subi tant de variations depuis Hippocrate jusqu'à nous, que l'on peut admettre ou sa nullité ou son insuffisance, puisque pas un remède entre mille n'a reçu la sanction du temps et la faveur durable du public, qui sait d'ailleurs que les procédés connus ne guérissent que dans la minime proportion de huit à dix sur cent.

Après avoir lu notre compendium qui comprend les généralités, les causes, les symptômes, le diagnostic et le prognostic des maladies vermineuses, on sera sans doute étonné de ne point trouver, comme complément indispensable de notre travail, une série de formules puisées aux meilleures sources, et à l'aide desquelles on puisse parvenir aux trois fins que le médecin doit se proposer en traitant l'helminthiasie en général; savoir : 1° expulser les vers vivants; 2° les tuer et les éliminer ensuite; 3° enfin reconstituer, pour ainsi dire, les organes affaiblis, détériorés par la présence de ces hôtes incommodes, et par les mucosités glaireuses qu'ils entretiennent dans l'intestin. Mais notre but, en publiant cette brochure, a été plutôt d'éclairer le public sur des choses qu'il ignore, à son détriment, que d'ajouter aux mille et une recettes vendues ou jetées dans le domaine public, une dernière formule qui nous procurerait l'honneur stérile d'être baptisée de notre nom.

Nous avons pensé qu'il pouvait être indifférent pour les malades auxquels nous nous sommes entièrement dévoué, d'avoir affaire spécialement et exclusivement à nous, lorsqu'il s'agit d'affections vermineuses dont le mode de traitement est le fruit de notre expérience, et partant, notre propriété, ou d'être traité par un confrère qui, connaissant nos formules, suivrait notre méthode et nos prescriptions sans nous en savoir gré ouvertement, et peut-être en riant, *in petto*, de notre générosité philanthropique, dont il profiterait sans même prononcer notre nom.

Voilà pourquoi nous n'avons pas fini par l'indication des moyens que nous employons pour guérir nos malades ; voilà pourquoi nous n'avons pas complété notre travail par la publication d'une découverte qui, n'étant que le résultat des veilles et des recherches d'un seul, ne doit pas tourner gratuitement ou sans reconnaissance au profit de tous.

# DU TÉNIA,

## Dit VER SOLITAIRE,

## ET DES VERS EN GÉNÉRAL.

## GÉNÉRALITÉS

### SUR LES ANIMAUX ENTOZOAIRES (1).

Parmi les diverses branches de la médecine, l'histoire naturelle des vers intestinaux de l'homme est, sans contredit, l'une de celles qui sont le plus propres à prouver combien la pratique de cette science peut s'enrichir par les progrès de l'histoire naturelle, en général, et de la zoologie, en particulier. Les naturalistes modernes nous ont, en effet, donné les détails les plus précis sur l'organisation physique des animaux entozoaires, sur leurs habitudes,

(1) Le mot entozoaires est tiré du grec *entos*, intérieur, et *zoon*, animal ; c'est-à-dire qui vivent dans le corps des autres animaux.

sur leur mode de reproduction ; et ces détails précieux permettent au médecin de choisir quelquefois, et de deviner souvent les médicaments à l'aide desquels il peut les combattre, s'il ne peut les anéantir. Si l'on n'avait point mis à profit cette somme de connaissances acquises, il est très-probable que les recherches les plus assidues sur les moyens propres à opérer ou la destruction, ou l'élimination de ces parasites, auteurs de symptômes aussi *funestes* qu'*effrayants*, seraient restées sans résultats certains, et n'auraient donné lieu qu'à des essais le plus souvent *infructueux*, ou même *nuisibles*. L'homme de l'art, qui, sans avoir très-sérieusement médité sur cette matière, voudrait cependant administrer, sans discernement, cette quantité prodigieuse de remèdes *anthelmintiques*, ou prétendus tels, que les ignorants, les commères et les empiriques ont successivement préconisés d'après les données les plus vagues ; ce médecin, disons-nous, pourrait devenir la cause de maux incalculables.

C'est donc au véritable médecin-praticien qu'il appartient de représenter *les divers degrés de langueur et de dépérissement* qui sont la suite inévitable de ce combat incessant et fatal que se livrent entre eux tous les êtres vivants. C'est lui surtout qui sait que des animaux parasites, cachés dans l'intérieur de nos organes, troublent et altèrent l'exercice de nos fonctions; il est appelé à observer presque tous les jours les ravages qu'occasionent leur formidable présence, leur pernicieuse multi-plication.

Mais, il faut l'avouer, la plupart de ses observa-tions seront sans résultat, si l'étude des sciences naturelles ne l'a point éclairé sur la marche qu'il doit suivre, s'il regarde comme identiques les causes des différents phénomènes qui lui apparais-sent alors ; si , ignorant le nombre, la nature, les forces d'ennemis très-différents les uns des autres, et qu'il confond dans le même groupe, il ne sait point varier ses moyens d'attaque et de défense, ou bien s'il suit dans le combat une marche hasardée, ou une inspiration accidentelle.

Tel est, au contraire, l'effet des progrès de l'es-prit humain, qu'on s'applique, en général, actuel-lement à connaître les formes, les dimensions, les modes de vie, le genre d'habitation, la durée et l'existence de chacune des nombreuses espèces d'en-tozoaires, les signes et les symptômes qui peuvent indiquer sa présence dans telle ou telle partie, avant même de s'occuper des causes qui en déter-minent ou en favorisent le développement, avant de penser aux moyens à mettre en usage pour re-médier aux désordres qui sont la suite de ce dé-veloppement.

En débrouillant donc la confusion introduite

dans l'histoire de ces ennemis de notre santé, en leur assignant des attributs particuliers, en les distribuant en diverses classes, afin de faire mieux juger de leurs caractères distinctifs et de leurs différences spécifiques, et même en leur donnant le nom collectif d'*entozoaires*, les naturalistes modernes ont rendu un véritable service à l'art de guérir.

Si quelque médecin peut n'être pas de notre avis, s'il regarde de pareils travaux comme frivoles et au-dessous de lui, ou s'il doute de leur utilité pour le perfectionnement de la science, nous l'engageons à se transporter dans ces riches galeries où se trouvent réunies les diverses espèces des animaux dont nous nous entretenons. Là, il sentira la nécessité d'une classification ; et, s'il a le bonheur d'assister à l'un des cours de zoologie des savants professeurs dont la patience égale au moins l'érudition, il saisira bientôt le fil qui doit le conduire dans ce vaste dédale, et il demeurera convaincu que le médecin-praticien qui n'a pas approfondi l'histoire des entozoaires, a trop tôt placé des limites à son savoir, et, partant, a considérablement restreint le cercle de ses ressources.

Mais comme il n'est pas permis à tout le monde de visiter à loisir ces curieuses collections, nous allons, dans le but d'y suppléer en quelque manière, esquisser ici rapidement le tableau d'ensemble de la science par rapport à la nature de ces êtres si étonnants, et qu'il est nécessaire de connaître, surtout en ce qui concerne les espèce familières à l'homme.

### Des entozoaires en général.

Les vers, ou *helminthes*, suivant la dénomination que leur a donnée M. Duméril dans son excellente *Zoologie analytique*, sont, en effet, des animaux invertébrés, n'ayant ni cartilages, ni membres, ni vaisseaux sanguins, ni organes des sens, mais offrant quelquefois un système nerveux ganglionnaire et des pores qui semblent servir à une sorte de respiration. Leur caractère commun est, d'ailleurs, de n'exister nulle autre part que dans l'intérieur du corps des autres animaux, se développant non-seulement dans les cavités naturelles, comme celle de l'intestin, mais encore dans le tissu même des organes, étant libres ou renfermés dans un kyste.

Le nombre de leurs espèces est assez considérable, même en faisant abstraction de ces vers monstrueux dont l'histoire fabuleuse a souillé les ouvrages de beaucoup de médecins : la crédulité de ces praticiens n'avait point encore été éclairée par les naturalistes, et ils se contentaient d'ad-

ministrer sans choix comme sans raison des remèdes à leurs malades.

Il n'est presque en effet aucun animal qui n'en
nourrisse de plusieurs sortes ; et rarement ceux
qu'on observe dans une espèce s'étendent à plusieurs autres espèces.

Aujourd'hui ce ne sont ni les observations , ni
même les expériences qui manquent pour compléter l'histoire des entozoaires. La quantité des
unes et des autres consignées dans les journaux
scientifiques est véritablement immense. Mais la
foule de livres anciens et modernes où ces détails
peuvent être lus reste, pour ainsi dire, inutile par
le temps infini qu'il faut mettre à les compulser :
chaque jour, même, on répète des observations
déjà vérifiées nombre de fois....

Quoi qu'il en soit, les importantes découvertes
des modernes au sujet de ces animaux, tant sous
le rapport de leurs caractères extérieurs que sous
celui de leur anatomie, qu'il n'est pas moins nécessaire de connaître pour leur distinction, ont permis
de les classer dans différentes familles. D'après
les observations multipliées de MM. Cuvier, Duméril, Laënnec, Bremzer, Brera, Rudolphi, etc., on
peut les partager en trois groupes principaux, suivant qu'ils ont le corps cylindrique, aplati ou vésiculaire.

M. le professeur Valenciennes, après avoir

lu et médité tout ce que la science et l'observation avaient produit jusqu'à ce jour, a cru pouvoir encore simplifier cette classification en réduisant à deux les groupes que nous avons déjà signalés, et qu'il désigne sous les noms génériques d'entozoaires *cavitaires* et d'entozoaires *parenchymateux*; mais comme chacun de ces groupes se subdivise en un nombre assez considérable de genres dont l'exposition dépasserait nécessairement les limites que nous nous sommes imposées, nous adopterons, pour être plus précis, la première de ces deux classifications.

*Le premier de ces groupes*, celui des *entozoaires à corps cylindrique*, semble avoir, jusqu'à ce jour, fixé d'une manière toute particulière l'attention des médecins, parce que les espèces qui le constituent existent très-fréquemment dans les voies digestives de l'homme.

On les reconnaît essentiellement à ce qu'elles ont un canal intestinal manifeste, des organes reproducteurs apparents, et des sexes distincts, réunis ou séparés.

Les genres qui composent ce groupe sont, en n'y comprenant que ceux qui peuvent vivre chez l'homme, les genres :

1° *Ascarides*,

2° *Hamulaires*,

3° *Ophiostome*,

*4° Trichocéphale ,*

*5° Strongle ,*

*6° Dragonnean.*

*Le deuxième groupe,* celui des *entozoaires à corps aplati,* offre à l'observateur les phénomènes d'organisation les plus étonnants. La structure, les dimensions souvent effrayantes, les variétés singulières de forme, le mode d'accroissement et de reproduction des espèces qui le composent, et qui n'ont ni canal intestinal, ni sexes distincts, tout, dans ces animaux, devient un sujet d'admiration pour le médecin et pour le naturaliste. Ceux qui ont trouvé place dans ce groupe appartiennent aux genres :

1° *Ténia,*

2° *Fasciole ,*

3° *Polystome ,*

4° *Hexathyrium ,*

Le premier de ces genres faisant l'objet principal de notre travail et de notre pratique journalière, nous nous appliquerons à en faire l'histoire de la manière la plus complète possible, sous le triple rapport de sa nature, de son étiologie et de sa symptomatologie.

*Le troisième groupe* enfin , celui des *entozoaires à corps vésiculaire,* renferme des animaux encore bien peu connus, mais très-diversifiés, dans lesquels on ne trouve jamais de canal intestinal, ni d'organes reproducteurs visibles, et qui sont toujours renfermés dans un kyste distinct du parenchyme de l'organe au sein duquel ils sont placés.

Les genres qui composent ce groupe ont été jusque dans ces derniers temps confondus les uns avec les autres, sous la dénomination commune d'*hydatides*, du grec *udatos* (eau); et l'on peut rapporter toutes les espèces d'entozoaires vésiculaires connues chez l'homme ou chez les animaux domestiques aux genres suivants :

1° *Acéphalocyste*,
2° *Cysticerque*,
3° *Polycéphale*,
4° *Ditrachyceros*,
5° *Échinococcus*.

Tels sont les différents genres de vers qui se développent dans le corps de l'homme, et qui ont pu être assez bien caractérisés pour être classés convenablement. Il en existe beaucoup d'autres, tels que ceux que M. Chapotin a observés à l'île de France, ou ceux que M. Rudolphi déclare faire partie de la riche collection du cabinet de Vienne en Autriche, etc.; mais ces diverses espèces sont encore indéterminées, et nous démontrent que l'histoire des vers qui se développent et vivent dans l'intérieur des autres animaux vivants constitue vraiment une branche de la zoologie qui, dans le cours du dernier demi-siècle, a fait les progrès les plus rapides et les plus étendus.

Linnœus, en effet, n'a décrit que *onze* espèces de ces êtres, dans son édition du *Systema naturæ* (1767); tandis que M. Rudolphi, dans son nouveau traité *Entozoorum synopsis*, publié à Berlin en 1819, en a décrit *onze cents* espèces, y compris les douteuses.

La vie des entozoaires paraît, au reste, liée à l'existence des sujets qui les renferment. Jamais, ou rarement au moins, on n'en a rencontré de vivants dans les cadavres refroidis; mais souvent lorsqu'ils sont sortis du corps d'un animal vivant, ou mort depuis peu; et qu'on les plonge dans l'eau tiède, on les voit se contracter pendant longtemps.

On n'a encore que des données fort incertaines sur la durée de leur existence : c'est ainsi que l'on a vu les accidents dus à leur présence durer pendant un temps considérable sans qu'aucun d'eux ait pu être expulsé du corps; de même que des fragments de ténia ont été expulsés, par des moyens médicamenteux quelconques, sans que jamais la tête du ver ait été rendue.

Ce qu'il y a de surprenant pour ceux qui observent les entozoaires, c'est que, pour la plupart, ils exercent un assez grand nombre de fonctions avec une organisation aussi simple que la leur. Une grande quantité d'entre eux, en effet, sont pourvus de fibres au moyen desquelles ils peuvent exercer des *mouvements* variés. A l'exception des acéphalocystes, on observe cette disposition chez tous les entozoaires.

On les voit éviter le contact des corps qu'on approche d'eux, s'agiter, se contourner sur eux-mêmes, rouler leurs articulations, quelquefois tracer des méandres sinueux, et cela, suivant les espèces, lorsqu'on les irrite au moment de leur sortie des organes qui les renfermaient. Il paraît bien d'ailleurs aussi qu'ils peuvent se porter du côté où l'instinct les dirige.

On ne sait pas encore d'une manière bien positive s'ils sont doués de la faculté de *respirer*. On ne leur aperçoit ni trachées, ni branchies, ni poumons, ni aucun autre organe analogue. M. de *Humboldt* pourtant a pensé que chez eux la surface de la peau devait concourir à l'accomplissement de cet acte; mais alors comment expliquer les expériences de *Goëze* qui, pendant plusieurs jours, en a conservé des individus vivants sous l'eau? Ils n'offrent d'ailleurs non plus aucune trace de vaisseaux destinés à la circulation, et l'on n'y voit qu'un système nerveux assez peu caractérisé pour que plusieurs naturalistes en aient mis l'existence en doute.

On connaît assez exactement le mode de *nutrition* de plusieurs entozoaires; quelques-uns ont une espèce de trompe rétractile, d'autres présentent une véritable bouche, souvent armée de crochets ; il en est dont la tête est armée de suçoirs non moins manifestes ; mais certains d'entre eux, les acéphalocystes spécialement, n'offrent aucun vestige de l'existence de ces organes. Il s'en trouve plusieurs qui sont pourvus d'un canal intestinal des plus évidents. Ce conduit est très-développé surtout chez les *strongles,* où il offre deux orifices très-distincts.

Le plus grand nombre est également muni d'*organes générateurs* très-visibles, et l'on observe chez quelques-uns les sexes isolés sur des individus séparés, et un véritable accouplement. L'ascaride-lombricoïde est en particulier dans ce cas, et le mode de reproduction de cet helminthe est très-connu actuellement. Dans certaines espèces, une double copulation est nécessaire, et l'on voit un individu prêter à l'autre ses organes et réciproquement.

Cependant tout ce qui concerne la génération des *ténias* est encore très-obscur jusqu'à présent, ou plutôt ce qui appartient chez eux à cette fonction nous est, à vrai dire, totalement inconnu.

Le développement des *hydatides* au sein de nos parties est aussi un des phénomènes les plus extraordinaires qu'il soit possible d'observer.

Les vers intestinaux, quoique formés primitivement d'une manière encore entièrement dérobée à nos regards, paraissent néanmoins presque tous se reproduire par une véritable génération. Mais les entozoaires vésiculaires n'ont aucun appareil reproducteur ; souvent même, chaque individu vit dans un état d'isolement absolu de tous les autres individus de son espèce. Nous ne saurions énumérer ici les nombreuses théories établies pour expliquer la génération première des entozoaires dans le corps de l'homme. Nous dirons, en somme, que d'après les uns, les vers viennent du dehors ; d'après les autres, au contraire, ils s'engendrent spontanément dans le corps des animaux, ou bien sont le produit de la corruption. *Hipocrate* et *Aristote* étaient de cette dernière opinion.

M. *Bremzer*, de Vienne, le docteur *Treviranus* et le célèbre *Bloch* de Copenhague, professaient la première, ainsi que *Vallisnieri* et *Andry* qui attribuaient la formation des vers à l'hérédité par laquelle on conçoit comment les vers d'une espèce identique semblent pouvoir se communiquer par l'acte générateur en se propageant des pères aux enfants.

*Van Doëveren* et le patient *Leen Wenhoëck* ont soutenu, au contraire, la première hypothèse qui veut que les vers des intestins proviennent des ovules qui s'introduisent du dehors dans l'économie animale par la voie de l'air ou des aliments.

Rien, en effet, n'a paru plus simple alors que le passage des germes des vers dans le corps humain avec les liquides et les solides destinés à sa nourriture, surtout lorsqu'on a eu reconnu : qu'il se trouvait des vers dans plusieurs des animaux que l'homme mange ; que dans le mouton il existait des *ténias* peu différents des nôtres ; que le brochet et la grenouille présentaient comme nous des *trichocéphales* et des *ascarides vermiculaires*, ainsi que l'a vu Goëze ; qu'enfin l'ascaride-lombricoïde du porc paraissait le même que le nôtre, etc.

La seule chose certaine dans l'histoire de la reproduction de la plupart des entozoaires, est donc : « qu'ils produisent manifestement des œufs, ou « des petits vivants, et que beaucoup ont des « sexes séparés et s'accouplent comme les autres « animaux. On doit donc croire avec M. *Cuvier* « qu'ils se propagent par des germes assez petits « pour être transmis par les voies les plus étroi- « tes, ou que souvent aussi les jeunes animaux « où ils vivent en apportent les germes en nais- « sant. »

Quelles sont les *causes éloignées* qui prédisposent tels ou tels individus à être attaqués par eux ? L'observation pourra nous permettre d'éclairer cette singulière étiologie (du grec *aitia*, cause, et de *logos*, discours), si nous remarquons, par exemple, que certaines espèces d'entozoaires paraissent particulières à tel ou tel âge, à tel ou tel pays. Ainsi, les *ascarides vermiculaires* sont plus souvent le partage de l'enfance, et le *ténia* s'observe plus ordinairement chez l'adulte. En France, on rencontre plus particulièrement les *ténias* armés et le *tenia lata* qui appartient aussi à la Russie; le *tenia solium* est fréquent en Italie et en Saxe; enfin, l'espèce de *tenia vulgaris* paraît propre à la Suède, etc.

Or, parmi les entozoaires qui appartiennent à l'homme, certaines espèces sont très-connues; et entre elles, nous citerons, par ordre de fréquence, d'abord les *ascarides lombricoïdes,* puis les *vermiculaires,* les *ténias,* les *acéphalocystes* et les *trychocéphales.* Les autres sont très-rares.

Parmi les *causes efficientes* qui contribuent à développer chez l'homme les vers intestinaux, nous devons accuser d'abord la faiblesse radicale de tout le système vivant, et particulièrement l'état d'asthénie (de l'*a* privatif des Grecs, et de *sthénos,* force) survenu dans les organes de la digestion. Les enfants, surtout les scrophuleux, les individus d'un tempérament lymphatique, particulièrement les femmes, qui sont le plus souvent exposées aux affections vermineuses, offrent la preuve de la vérité de cette assertion. Il en est de même des personnes qui ont été minées par des maladies de long cours, desquelles résultent constamment une hyposthénie (du grec *upo*, sous, et de *sthénos*, force) générale de l'économie. On sait aussi que les constitutions naturellement débiles y sont plus sujettes que les autres. L'observation prouve encore que les faibles et malheureux enfants nés de parents attaqués d'affections syphilitiques sont eux-mêmes très-sujets à avoir des vers dans les organes digestifs. Il est enfin reconnu que, par la même raison, la *diathèse* (du grec *diatisemi*, je dispose) *muqueuse* semble particulièrement propre à la formation des vers dans les voies alimentaires ; mais les fonctions des membranes sont trop bien connues aujourd'hui pour laisser croire que cette diathèse soit la cause habituelle et constante de la production des entozoaires ; plus souvent, la grande quantité de mucosités, ou *glaires*, rendues par les personnes atteintes d'une affection vermineuse, est le résultat de la présence des vers et de leur action irritante sur le canal intestinal.

Nous ne devons point négliger de rappeler ici que l'âge et le sexe des individus sont des circonstances propres à favoriser le développement de telle espèce plutôt que de telle autre. En effet, l'on remarque généralement que l'enfance est sujette aux ascarides vermiculaires, tandis que l'adolescence est tourmentée par les ascarides lombricoïdes, quoique l'on voie fréquemment partout l'un et l'autre de ces entozoaires se développer à des époques plus reculées, dans le cours de la vie.

Le *ténia* est aussi beaucoup plus commun chez les femmes que chez les hommes.

Si, maintenant, nous cherchons à étudier la nature des *causes extérieures* qui peuvent fomenter la production des vers, toujours dans le canal digestif, puisque c'est le lieu où ils existent plus fréquemment, nous ne tarderons point à reconnaître que l'air humide et chaud est spécialement dans le cas dont il s'agit, par cela même qu'il contribue singulièrement à relâcher les fibres dans l'économie animale et à débiliter le système nerveux. L'abus et le défaut de nourriture, la mauvaise qualité des aliments, l'usage des salaisons, des viandes fumées, du poisson, des substances visqueuses et huileuses, des farineux, du vieux fromage, des fruits desséchés au soleil, des substances douces, produisent le même effet par une raison analogue, c'est-à-dire en irritant morbidement, ou en énervant à la longue les organes de la digestion. Tous les observateurs sont en cela d'accord; et les maladies causées par les vers sont, à n'en point douter, incomparablement plus fréquentes dans les lieux maritimes où l'atmosphère est humide, et où les habitants sont fréquemment ichthyophages (mangeurs de poissons), comme dans la Hollande, la Suède, la Finlande, etc. Il est également démontré

2

qu'elles sont plus communes au printemps et en automne. L'on voit, d'ailleurs, certaines constitutions épidémiques offrir la réunion des mêmes causes et donner lieu aux mêmes résultats: témoin la célèbre épidémie de Goëttingue décrite par Wagler.

Mais, en dernière analyse, c'est surtout chez les enfants, et dans les individus pauvres et mal nourris ou affaiblis, que les entozoaires se développent. Ils peuvent même, en certains cas, s'y multiplier au point de *déterminer la mort* au bout d'un temps plus ou moins long. Il ne faut pourtant pas croire, avec le vulgaire, que les vers des enfants pauvres viennent de ce que ces enfants mangent des fruits attaqués par des larves d'insectes: il n'y a aucun rapport entre ces larves *entocarpaires* et les *entozoaires* dont il est question ici; et si, dans les années où les fruits sont plus particulièrement piqués de ces prétendus vers, les affections vermineuses sont plus multipliées, on doit s'en prendre à la mauvaise qualité de ce genre d'aliment et à son action débilitante sur les voies digestives.

Une fois, au reste, que ces êtres ont pris naissance, ils se développent à la manière des autres animaux, et pompent dans nos humeurs et nos solides les sucs propres à leur nutrition; ce qui les oblige à périr avec l'individu auquel ils se sont attachés, et chez lequel ils donnent lieu cependant à de plus ou moins graves accidents.

Lorsqu'il existe dans le corps de l'homme un certain nombre de ces animaux, ou qu'il s'y en rencontre une espèce de grande dimension, on voit, en effet, se développer une série de symptômes particuliers qui dénotent, d'une manière plus ou moins sûre, la présence de ces hôtes importuns, et à l'ensemble desquels *Alibert* a assigné la dénomination très-exacte d'*helminthiasie*. Ces symptômes varient pour chacune des espèces, et sont purement locaux lorsqu'ils dépendent d'entozoaires vésiculaires. Mais, en général, il existe dans les voies digestives une réunion de signes indicateurs communs, quoique souvent obscurs et équivoques. Nous allons les passer en revue en prévenant toutefois que le nombre de ces symptômes est toujours considérable, qu'ils sont très-variés, *et que toute maladie, quelque rare, quelque extraordinaire qu'elle puisse être, n'est souvent que l'indice de l'helminthiasie!....*

## Symptômes.

Dès le principe, les individus tourmentés par des vers qui habitent le canal intestinal ont le ventre gonflé, empâté ; ils ressentent des borborygmes et des douleurs abdominales variées, tantôt vagues,

tantôt fixes, fortes ou légères. La couleur de
leur visage est altérée et tantôt rouge, tantôt
pâle, tantôt plombée, tantôt disposée par plaques ;
leurs yeux, fixes, larmoyants et moins vifs qu'à
l'ordinaire, ont la pupille très-dilatée, et sont bor-
dés en dessous par un demi-cercle azuré. Leurs
paupières, et surtout l'inférieure, sont tuméfiées et
jaunâtres. Ils éprouvent un prurit incommode vers
les narines et la région de l'anus. La surface de leur
langue est blanchâtre, piquetée de points pourpres;
la pointe en est rouge et enflammée. La teinte de
leurs joues varie à chaque instant. Plus tard, d'autres phénomènes se manifestent: des céphalalgies
(maux de tête) fréquentes et intenses; l'agrypnie
(défaut de sommeil), une vive douleur orbitaire;
la polyorexie (faim excessive et revenant par accès réguliers) ou l'anorexie (le dégoût pour les
aliments et le défaut d'appétit); le trouble de l'u-
rine qui est laiteuse, limoneuse ; des sueurs d'une
odeur acide, *sui generis*, et *vermineuse*, comme
disent les praticiens ; le froid des extrémités ; les
grincements de dents; les bourdonnements d'o-
reilles; l'affluence incommode de la salive dans la
bouche ; des hocquets, des nausées, des renvois de
gaz d'une odeur aigre particulière; la fétidité de
l'haleine; une appétence marquée pour les bois-
sons froides; une soif nocturne ou continuelle;
des frissons intérieurs ; un sentiment dè gêne et de

pesanteur dans les viscères abdominaux ; des vomissements de matières jaunes bilieuses ; une petite toux sèche ; de la cardialgie (douleur d'estomac) ; de fréquentes lipothymies (sentiment de défaillance) ; une respiration difficile, stertoreuse, et même anhéleuse pendant le sommeil qui est d'ailleurs inquiet et agité ; des accès de somnambulisme ; des trémoussements dans les membres ; des vertiges répétés ; des palpitations de cœur ; de la dureté, de la fréquence, de l'inégalité, de l'intermittence dans le pouls ; un sentiment vague de piqûres et de déchirement dans toute la cavité de l'abdomen ; de la diarrhée, ou une constipation opiniâtre ; le ténesme ; une fièvre irrégulière et anormale ; un état fongueux des gencives ; la teinte livide des lèvres ; un amaigrissement de tout le corps qui contraste souvent avec le désir immodéré des aliments ; un rire sardonique ; des anxiétés ; quelquefois une sorte d'affaiblissement moral, de l'ennui, de la morosité, etc., etc.

Tels sont les symptômes les plus ordinaires d'une diathèse vermineuse avancée, symptômes qui s'apaisent après le repas, mais qui recommencent avec plus d'intensité qu'auparavant aussitôt que la digestion est finie, et auxquels il faut joindre l'habitude où sont les malades de se coucher sur le ventre de préférence, et le mieux-être qu'ils éprouvent après avoir bu de l'eau froide, d'après les observations de Roseintein.

Parmi ces symptômes, il est facile de reconnaître que les uns sont purement locaux, et que les autres sont sympathiques et tiennent aux relations qui lient le système digestif irrité au reste de l'économie. On voit aussi, au premier coup d'œil, que le nombre de ces derniers est considérable ; on peut dire même *qu'il n'est peut-être pas de symptôme auquel les vers ne puissent donner lieu*, par cela même que les viscères abdominaux, la tête, la poitrine, sont tourmentés à la fois. C'est ce qui explique comment, outre tous les accidents que nous avons énumérés, on voit souvent, sous l'influence unique des vers, survenir des coliques vives, la catalepsie, des fureurs maniaques, et même l'hystérie ; comment on a vu se déclarer le satyriasis, la nymphomanie, la métrorrhagie, l'aménorrhée, l'ictère, etc., etc.; et comment enfin Alibert a vu, à l'hôpital Saint-Louis, d'*horribles convulsions* sur des enfants atteints d'ascarides lombricoïdes, et a observé chez une jeune fille un véritable état de *tétanos* déterminé par la présence d'un ténia.

Quant aux symptômes locaux, ils dépendent entièrement de la sensation pénible qui est la suite de l'existence des vers dans l'intestin, et l'on conçoit sans peine combien est fatigant pour les organes le mouvement ondulatoire qu'ils exécutent dans leur reptation, surtout lorsque les voies digestives ne sont plus embarrassées par les aliments ou par les matières excrémentitielles.

Pour nous résumer donc, nous dirons que la réunion de tous les symptômes que nous venons d'énumérer, ou du moins que l'observation d'une grande partie d'entre eux devra donner lieu à la supposition d'une affection vermineuse.

La nature et l'intensité des symptômes varient d'ailleurs avec l'organisation des différents vers qui infestent le canal intestinal; et, à cette occasion, nous pourrons dire, en parlant en particulier du *ténia*, quels sont les symptômes qui lui sont propres, et quels sont les signes auxquels on reconnaît sa présence dans le tube digestif.

Nous devons, au reste, convenir ici que le seul et véritable signe patognomonique de la présence des entozoaires dans la cavité des intestins est l'*expulsion* ou l'*évacuation d'un fragment* ou de la totalité d'un de ces vers.

C'est donc surtout par l'examen des selles que le malade éclairera le diagnostic du médecin, excepté dans le cas de vers vésiculaires, qui sont placés hors de la cavité de l'intestin, pour l'ordinaire.

D'après ce qui vient d'être dit, il demeure évident que le *diagnostic* des affections vermineuses est aussi difficile que leurs causes sont nombreuses, pour tout médecin qui n'a pas fait une étude spéciale et approfondie de l'helmintologie ; que la correspondance que l'estomac et les intestins ont avec toutes les autres parties du corps, « *détermine* « *fréquemment les symptômes spasmodiques les* « *plus violents dans celles de ces parties* qui sont « les plus éloignées du siége de l'irritation, et les « désordres les plus graves dans l'économie tout « entière. »

Aussi nous observons chaque jour l'affection vermineuse simuler l'*épilepsie*, la *catalepsie*, l'*arthritis*, le *tétanos*, la *chlorose*, etc ; se présenter sous la forme d'une *aphonie*, d'une *claudication*, d'un *cauchemar*, etc.

Ainsi donc, dans toute maladie rare ou anomale on doit, avec Bréra, supposer « que la cause in-« connue peut être attribuée à la présence des « vers dans le tube digestif ; » et nous n'hésitons pas à avancer que la moitié des maladies qui résistent aux efforts de la médecine, et qui sont prétendues difficiles ou même incurables, n'étant dues *qu'à l'habitation des vers dans les voies digestives*, ont souvent, entre nos mains, cédé comme par enchantement à la suite d'un traitement anthelmintique sagement combiné.

Au reste, plus ces animaux prolongent leur séjour dans les conduits digestifs, plus ils contribuent à priver le corps de la nourriture qui lui convient, et plus le mal s'aggrave. Alors, en outre, en raison même de la multitude de ceux qui sont engendrés de jour en jour, et lorsque ce sont des lombrics ou des ténias qui déterminent les accidents, on voit le cours des matières interrompu, ou au moins fort gêné, *par les pelotons enveloppés d'une quantité extraordinaire de mucus* que forment ces animaux en se roulant les uns sur les autres, en s'entortillant et s'enchevêtrant, pour ainsi dire. C'est là aussi ce qui donne lieu, le plus communément, dans les affections vermineuses *négligées*, à des flatuosités, des vomissements et à des *entéralgies* (du grec *entéron*, intestin, et *algos*, douleur) plus ou moins graves.

Les mucosités dont il vient d'être question acquièrent parfois, d'ailleurs, une consistance assez grande pour prendre l'apparence d'une *poche*, d'un véritable sac dans l'intérieur duquel la masse des vers paraît vivre; mais il n'est pas exact de dire que ces animaux aient eu l'art de filer, de tisser cette demeure, à la manière des vers à soie. Il n'est point très-rare de voir certains malades rendre de ces poches ainsi pleines de vers, et aussi volumineuses qu'une balle de paume.

Enfin, il arrive parfois que certains vers perforent les intestins et pénètrent dans la cavité du

péritoine , ce qui amène des accidents très-fâ-
cheux, et ce qui doit presque nécessairement faire
*prognostiquer* la mort. Nous pouvons citer à l'ap-
pui de cette assertion les observations authenti-
ques recueillies par M. Gauthier de Claubry,
dont on lit un précis dans le journal de médecine
de juillet 1818. On peut encore ajouter que les entozoaires intestinaux sont le plus ordinairement
renfermés dans des lieux qui leur sont propres,
quoique la cavité du péritoine ne soit pas la seule
région du corps où on en observe accidentelle-
ment. On a vu, par exemple, des ascarides-lombricoïdes remonter dans l'œsophage, dans la bouche,
dans les fosses nasales ; et des ascarides vermiculaires sortir du rectum , s'insinuer dans le vagin,
et y causer des démangeaisons intolérables et un
écoulement leucorrhoïque opiniâtre. Il n'est point
ordinaire non plus de rencontrer plus *d'une seule
espèce* d'entozoaires à la fois dans le corps de
l'homme, quoique certains auteurs aient vu rendre des ascarides des deux sortes et des ténias.

Néanmoins on ne trouve presque jamais qu'un
*seul* ténia de la *même variété* dans les intestins
des malades que tourmente ce ver, et c'est pour
cette raison qu'il est vulgairement appelé *ver solitaire*, dénomination bien hasardée d'ailleurs, car
il nous arrive *très-souvent* d'en rencontrer deux et
trois à la fois de la même variété chez le même in-

dividu ; et nous avons dans notre cabinet un exemple de l'expulsion simultanée de *sept* ténias chez un sujet que nous avons traité et guéri.

 · Maintenant que, d'après les écrits des meilleurs auteurs, nous avons exposé tout ce qui avait trait aux entozoaires en général, tant sous le rapport des causes et des symptômes, que sous celui du diagnostic et du prognostic, nous essaierons de tracer le tableau, le plus complet possible, dans l'état actuel de la science, des vers en général, et de l'histoire du ténia en particulier, en nous appuyant toujours de l'autorité textuelle des auteurs où nous avons puisé, et de l'expérience que nous a donnée notre pratique personnelle dans une spécialité qui nous permet, chaque jour, de recueillir des faits nombreux, et qui nous a mis à même, *par les cures que nous avons faites*, de former une des collections les plus curieuses et les plus variées de ténias qui existent en France.

# 1<sup>er</sup> GROUPE.

## VERS A CORPS CYLINDRIQUE.

### 1<sup>er</sup> Genre. — DES ASCARIDES.

**1<sup>re</sup> Variété.** — *De l'ascaride vermiculaire* (1).

Ce genre de vers se rencontre plus souvent chez les enfants et les personnes d'une constitution délicate. Les accidents qu'ils produisent sont, en général, plus communs et plus intenses chez ces dernières que chez les adultes et les sujets robustes.

Dans plusieurs maladies abdominales, et dans l'inflammation intestinale en particulier, la présence des ascarides est une complication qui peut déterminer les accidents les plus graves, et même la gangrène du gros intestin.

C'est surtout dans cette partie du tube digestif, et plus spécialement dans le rectum, que ces vers résident habituellement, pour s'y nourrir probablement des mucosités au milieu desquelles ils sont plongés.

On les rencontre cependant quelquefois dans

(1) Du grec ἀσκαρίζειν, sautiller, remuer.

d'autres parties, telles que l'œsophage, comme l'a dit Bréra, dans l'estomac, suivant Wulf, et assez fréquemment, au rapport de Thilénius, dans le vagin, où ils s'introduisent en sortant par l'anus. Lorsque des ascarides se sont ainsi logés dans les replis de la vulve, ils peuvent déterminer, chez les jeunes filles, un écoulement leucorrhoïque plus ou moins rebelle, ou bien des accès de nymphomanie. Leur présence enfin dans le vagin peut conduire les jeunes personnes à une pratique aussi funeste pour leur santé que pernicieuse pour leurs mœurs.

Les ascarides vermiculaires ne rampent point, ils sautent, suivant que l'exprime leur nom tiré du grec, et la force qu'ils emploient dans leurs sauts est assez considérable pour leur faire franchir un espace six ou huit fois plus long que leur corps. Plongés dans un liquide chaud, ils s'y meuvent avec rapidité jusqu'à ce qu'ils y périssent. Le froid les fait promptement mourir en les forçant à contracter leurs deux extrémités qui viennent alors se rapprocher en forme de cercle.

Il n'y a pas, que nous sachions, d'observations qui puissent faire croire qu'on ait trouvé des ascarides vivants hors du corps de l'homme.

Il est remarquable d'ailleurs que les vers de ce genre n'existent qu'en troupe plus ou moins considérable dans leurs lieux d'élection, où ils se groupent et s'enchevêtrent de manière à former des pelotes quelquefois volumineuses.

Ils se multiplient et se reproduisent avec une rapidité vraiment surprenante, quoiqu'il soit bien constaté que, de tous les vers intestinaux, ils sont ceux qui peuvent rester le plus long-temps dans le corps humain.

Les ascarides vermiculaires ne sont pas, en général, aussi redoutables par leurs effets que les ascarides lombricoïdes, bien que Fischer ait dit en avoir vu perforer le cœcum.

Leur développement peut être attribué aux mêmes *causes* que celles qui produisent les lombricoïdes. Leur apparition a lieu plus particulièrement au printemps et en automne.

Quoi qu'il en soit, l'ascaride vermiculaire est un petit animal, long de cinq à dix-huit millimètres au plus, ayant le corps arrondi, fusiforme, aminci par ses deux bouts, dont l'un, qui est plus fort que l'autre, représente la tête, sur laquelle on reconnaît une bouche armée de deux ou trois papilles ou tubercules, entre lesquels on peut remarquer un petit tube fort court.

Les *symptômes* qui indiquent d'une manière caractéristique la présence des ascarides sont très-faciles à reconnaître et peu nombreux, car ils se réduisent au sentiment de chaleur, de démangeaison et même d'irritation particulière qui se déve-

loppe à l'anus, avec des douleurs plus ou moins lan-
cinantes, qui semblent redoubler à l'approche de la
nuit, au point de déterminer l'insomnie.

Quoique nichés, le plus souvent, dans les replis
de la membrane muqueuse du rectum, ils en sont
souvent délogés par le mouvement péristaltique
de l'intestin, et ils sont alors expulsés avec les matières stercorales.

Lorsque ces vers agglomérés séjournent par
trop long-temps dans l'intestin, on a vu se développer différents symptômes et phénomènes dont
les principaux sont :

Une toux spasmodique, la démangeaison des narines, l'épilepsie, le trismus (serrement tétanique
des mâchoires), la catalepsie, le ténesme, des hé-
morrhoïdes, des déjections muqueuses mêlées de
stries de sang, etc., etc.

### 2ᵉ Variété. — *De l'ascaride lombricoïde.*

Cette espèce de vers est la plus commune et la
plus volumineuse de son genre. Sa longueur est de
8 à 40 cent. Sa grosseur est en proportion de sa
longueur. Il y a des mâles et des femelles qui se dis-
tinguent parfaitement les uns des autres. Le mâle est
beaucoup plus petit que la femelle, et bien plus rare
à rencontrer que cette dernière. Le corps de ces animaux est arrondi, cylindrique dans une grande par-

tie de son étendue ; d'une couleur blanche terne, presque transparente, qui permet, pendant la vie, de voir la disposition intérieure des organes contenus dans leur corps. On distingue aisément sur ces vers une extrémité antérieure garnie de trois tubercules qui bordent la bouche ; puis une extrémité postérieure terminée en pointe conique, plus épaisse que l'antérieure chez les femelles, plus mince et plus petite chez le mâle. Le corps de cet ascaride est plus remarquable par des rides transversales multipliées et très-fines, ainsi que par des lignes longitudinales blanchâtres, rouges ou brunes, qui s'étendent de sa tête à sa queue.

Cet entozoaire se meut avec facilité, rapidité et une sorte de souplesse ; cependant la contexture ou la disposition de ses organes musculaires ne lui permet pas de pouvoir nager, car il est forcé de rester au fond des liquides dans lesquels on le plonge, pour y ramper, sans pouvoir s'élever en aucune manière. L'aspect d'un lombric peut paraître, au premier abord, une machine cylindrique des plus simples ; mais le savant et l'observateur restent frappés d'étonnement lorsque les détails anatomiques fournis par cet helminthe lui révèlent que chaque individu de cette espèce est composé :

1° D'une cuticule ou enveloppe commune ;

2° De muscles ;

3º D'un système nerveux ;

4º D'un appareil digestif et d'un appareil spécial de nutrition ;

5º D'un système vasculaire ;

6° Et d'un appareil générateur qui varie suivant le sexe.

L'ascaride lombricoïde se rencontre chez l'homme, le porc, l'âne et le bœuf. Il peut se multiplier à l'infini. Il affecte plutôt l'enfant que l'adulte, et celui-ci plutôt que le vieillard. Il habite le plus ordinairement l'intestin grêle. Il descend rarement dans le gros intestin. On voit quelquefois des lombrics siéger dans l'estomac, remonter jusque dans le pharynx, s'introduire dans les voies aériennes. et pénétrer même dans certains viscères. En général, on observe que le nombre de ces vers est en raison inverse de leur volume; l'on trouve communément quatre femelles sur un mâle.

Cette espèce de vers se développe aussi chez les individus lymphatiques ou d'une faible constitution, de même que chez ceux qui prennent des aliments de mauvaise qualité ou qui habitent des lieux humides. Rarement, au contraire, on les observe chez les sujets bruns, robustes et d'une bonne santé. Ils n'occasionent, pour l'ordinaire, de trouble dans les fonctions que lorsqu'ils sont en grand nombre; alors seulement la digestion, la nutrition et l'action nerveuse sont plus ou moins ébranlees, et les désordres qui en résultent peuvent s'aggraver très-rapidement en augmentant encore l'état de faiblesse qui leur a donné naissance.

Les *signes* caractéristiques de leur présence dans les intestins ne sont jamais bien positifs. Comme symptômes généraux ou communs, on peut signaler : douleurs ou piqûres à la région de l'ombilic, coliques intermittentes, la faim-valle ou le dégoût des aliments, des nausées, des hoquets, maux d'estomac, diarrhée, ballonnement du ventre, teinte bleuâtre des paupières, dilatation de la pupille, démangeaison aux narines, odeur aigre de la sueur et de l'haleine, salivation, langue rouge aux bords et à la pointe, le grincement des dents pendant le sommeil, réveils en sursaut, terreurs nocturnes, toux sèche, amaigrissement progressif, etc.

Nous ferons remarquer ici que ces symptômes, rapportés à la présence des ascarides lombricoïdes, peuvent servir à faire reconnaître l'existence de la plupart des entozoaires intestinaux ; mais l'expulsion de ces vers doit toujours être regardée comme le seul signe qui ne soit point équivoque dans les affections vermineuses en général.

Plusieurs symptômes nerveux plus ou moins graves sont encore souvent le résultat de la présence des vers lombrics ; tels sont : l'intermittence

du pouls, des vertiges, le cauchemar, des fai-
blesses, etc.; ils occasionent aussi les névroses les
plus fâcheuses, comme l'épilepsie, l'aphonie, les
convulsions, etc.; enfin, des fièvres dites vermineuses, la jaunisse et des affections cutanées ont
été attribuées par quelques auteurs à l'helminthiasie; mais on pourrait supposer aussi que ces
affections étaient plutôt des complications morbides que des effets de la présence des vers dans
le tube digestif.

### 2me Genre. — DU VER HAMULAIRE.

La classification de cet entozoaire n'est pas encore définitivement arrêtée par les auteurs, car on
n'a pu reconnaître dans sa conformation ni la bouche, ni l'anus, ni les organes génitaux. Il a le corps
arrondi, cylindrique, sans traces d'articulations ;
il est mince, grêle, long de trois centimètres environ, de couleur brunâtre, et transparent dans
quelques parties.

Treutler l'a observé en grand nombre sur un
même individu ; cependant il n'a point déterminé
les symptômes qui pouvaient déceler sa présence.

### 3me Genre. — DE L'OPHIOSTOME (1).

C'est un genre d'animaux entozoaires dont le

______

(1) Du grec οφις, serpent, et de ςομα, bouche.

corps est cylindrique, alongé, plus effilé en arrière qu'en avant, où l'on distingue une tête garnie de deux lèvres. L'étiologie et la symptomatologie de ces vers sont tout-à-fait ignorées jusqu'ici, malgré les recherches de Rudolphi et les observations de Fischer et de Raymond Pontier.

### 4me Genre. — DU TRICHOCÉPHALE (1).

On appelle ainsi un genre de vers intestinaux qui se trouvent dans les gros intestins de l'homme, et particulièrement dans le cœcum.

Son corps, de la grosseur d'une aiguille à coudre, est arrondi dans toute son étendue, mince par l'une de ses extrémités, qui est presque pointue (c'est la tête qui laisse apercevoir une bouche simple), et épaisse par l'autre extrémité qui se termine en forme de massue. C'est dans la célèbre épidémie de Goëttingue, en 1767, que ce ver a été découvert et décrit pour la première fois par Rœderer et Wagler.

L'organisation de ce ver permet de distinguer facilement le mâle de la femelle, tant par la différence des sexes que parce que le mâle a toujours la queue roulée en volute, tandis que la femelle a cette extrémité simplement recourbée sur elle-même.

(1) Du grec τριχος, cheveu, et κεφαλη, tête.

On n'a point encore observé d'accidents résultant de la présence de ce ver dans le tube digestif de l'homme. Les signes qui peuvent l'annoncer sont donc encore inconnus.

5<sup>me</sup> Genre. — DU STRONGLE.

Du grec *stroggulos* : c'est le lombric d'Hippocrate, ou mieux encore l'ascaride lombricoïde dont nous avons déjà parlé.

6<sup>me</sup> Genre. — DU DRAGONNEAU.

Ce ver, connu sous les différentes dénominations de ver de Médine, de Guinée, draconcule, ou filaire, est un genre dont on connaît fort peu l'organisation, et qui ne se montre que dans les colonies, dans l'Inde et les pays chauds.

Les helminthologistes modernes lui assignent les caractères généraux suivants :

Corps lisse, cylindrique, très-allongé, filiforme, extrémités terminées en pointes obtuses ; sa couleur est d'un blanc pâle ; sa grosseur est celle d'une corde moyenne de harpe ; sa tête est pourvue d'un suçoir ayant une bouche orbiculaire ; sa queue se termine par une espèce de crochet contractile ; enfin sa longueur paraît varier entre 16 centimètres (6 pouces) et 33 centimètres (1 pied).

Le dragonneau s'insinue sous la peau des hommes, dans les pays chauds de l'ancien et du nouveau continent ; il se loge dans le tissu cellulaire sous-jacent des régions des lombes, du scrotum, des bras ou des malléoles. Il peut rester ainsi logé et inoffensif pendant plusieurs mois, à la suite desquels il détermine, par son accroissement, des phénomènes et des accidents locaux qui décèlent bientôt sa présence et ne laissent plus de doute ni sur la nature du mal, ni sur le traitement qu'on doit lui opposer.

# 2ᵐᵉ GROUPE.

## VERS A CORPS APLATI.

---

### 1ᵉʳ Genre.

## DU TÉNIA.

On appelle, en médecine et en histoire naturelle, TÉNIA, du grec *tainia*, bandelette, ruban, un genre d'entozoaires intestinaux parenchymateux, plats, blancs ou gris, et d'une longueur variable entre un et cent mètres et plus, dont le corps est composé d'anneaux ou articulations séparées entre elles par des intersections saillantes dans toute la longueur comprise entre le col et la queue, et par des espèces de cannelures qui sont aussi nombreuses que les articulations, fort étroites, et qui se rapprochent l'une de l'autre en se retrécissant d'autant plus qu'elles sont plus près de la tête. Celle-ci est ronde, vue à l'œil nu, et ressemble assez bien, au premier abord, par son implantation sur le col, à une des *tentacules* ou *cornes* de limaçon; mais envisagée au microscope, cette tête est réellement carrée, tuberculeuse et armée de quatre petits suçoirs au centre desquels, dans quelques espèces, on remarque une bouche ou trompe entourée d'un cercle de crochets rétractiles cartilagineux.

Ces sortes de vers, qui présentent des caractères distinctifs, suivant qu'on les observe dans l'homme, les mammifères, les oiseaux, les reptiles ou les poissons, vivent, en général, dans les voies digestives des animaux vertébrés, où ils croissent et atteignent quelquefois des proportions extraordinaires en longueur. Dans les contrées septentrionales de l'Europe, surtout, on a vu de ces animaux parvenir jusqu'à l'effrayante étendue de plusieurs centaines de mètres, ainsi que l'affirment Van-Doëveren, Baldinger et Rosenstein. Quelle que soit, d'ailleurs, la vérité de ces assertions, on reconnaît chez ces animaux des ovaires rameux, et un ou deux stigmates opposés irrégulièrement à chaque articulation.

La *téte* du ténia est infiniment plus petite, comparativement, que le reste de son corps, et elle ne paraît, à vrai dire, que comme un champignon implanté sur un col d'une ténuité égale à celle d'un fil. Les suçoirs dont nous avons parlé sont sans doute destinés à faire le vide sur les parties de l'intestin où le ver veut se fixer, pour déplacer ensuite le reste du corps par un mouvement ondulatoire ou de reptation.

Le *corps* se compose d'une succession d'articles qui, à partir de la fin du col, où ceux-ci sont très-rapprochés, vont en augmentant de longueur, dans la proportion progressive d'un millimètre à deux centimètres , jusqu'à la *queue,* si l'on peut appeler ainsi la terminaison brusque et subite du *corps.* Des échancrures ou *pores* diversement placés existent sur chacun de ces articles et semblent autant d'orifices absorbants destinés à la nutrition de ce ver parasite.

Les travaux des auteurs modernes sur l'anatomie et la physiologie du ténia ont démontré : que le corps de cet entozoaire était plein d'une cellulosité parenchymateuse, et qu'on n'y distinguait ni cavité abdominale, ni intestins, ni anus ; qu'on peut le considérer comme ovovivipare, et que tout ce qu'on a avancé sur sa sensibilité organique, ses organes sexuels, la manière dont il se reproduit et la durée de son existence, est encore aujourd'hui sujet ou à discussion ou à controverse, malgré les observations nombreuses faites par Brera, Bremzer, Goëze et Rudolphi ; cependant on est généralement d'accord que chaque anneau du corps d'un ténia possède un canal intestinal en forme d'Y; que le chyle au milieu duquel il se trouve peut être absorbé par tout son corps; que les organes de la génération ne sont pas apparents ; qu'enfin, on n'a point encore pu distinguer le mâle. On n'a également ment pu , jusqu'à ce jour, fixer la limite de son développement. On sait, d'ailleurs, que la locomotion s'établit chez ces animaux au moyen de certains mouvements d'ondulation, pour le corps, tandis que la tête décrit plusieurs méandres sinueux. Une fois sortis du corps des animaux où ils ont pris naissance, ils périssent, à moins qu'on ne les immerge dans un liquide chaud, où on les voit aussitôt exécuter les mouvements que nous venons de signaler. Il est arrivé même que, dans cet état, un ténia s'est attaché avec force aux parois du vase qui l'avait reçu après son expulsion. On parvient difficilement à tuer ce genre de ver, car Rosen affirme en avoir plongé impunément pendant plusieurs heures au milieu d'eau, d'abord simplement bouillante, puis ensuite chargée d'acide nitrique.

Il est reconnu, dans l'état actuel de la science, que les ténias qu'on trouve chez l'homme se logent ordinairement dans l'intestin grêle, quelquefois, mais rarement, dans l'estomac. On n'en rencontre, dit-on, *qu'un seul* à la fois, de la même espèce, chez un même sujet; c'est ce qui a, depuis long-temps, fait appeler ce ver *solitaire*. Cependant Dehaën, Bremser, etc., en ont observé jusqu'à deux et trois chez la même personne; nous-même, parmi les nombreux malades que nous avons délivrés de ce parasite, nous en avons fréquemment observé deux, quelquefois trois, plus rarement quatre, et, une seule fois, nous avons obtenu l'expulsion simultanée de *sept* ténias chez le même malade. Nous conservons précieusement l'objet de cette observation, peut-être unique.

Les médecins les plus anciens depuis Hippocrate ont parlé du ténia; mais ils n'en reconnaissaient qu'une sorte. Plus tard, Plater, Tyson, Sennert et d'autres, en ont admis de deux espèces : le ténia *armé* et *non armé*. Enfin, les naturalistes modernes, tout en conservant ces deux grandes divisions, ont distingué plusieurs variétés dans chacune de ces espèces; ainsi, dans le TÉNIA ARMÉ on reconnaît deux variétés : la 1ʳᵉ, qui appartient à *l'homme* et qui a reçu différents noms de la part des auteurs qui l'ont successivement étudiée, a été appelée par Linnée *ténia solium*; par Cuvier, *ténia à longs anneaux*; par de Lamarck, *ténia cucurbitain*, etc.; la 2ᵉ, qui appartient *au chien*, et qu'on a vu aussi être expulsée du corps de l'homme, est le *tenia canina*.

1ʳᵉ Espèce. — 1ʳᵉ Variété.

Le TÉNIA SOLIUM, comme nous l'avons déjà dit, peut parvenir à des proportions de longueur effrayantes. Le diamètre de son corps est fort inégal, si on l'examine dans plusieurs endroits successivement. Vers la tête, par exemple, il n'a que quelques millimètres; mais plus on s'éloigne de cette extrémité, plus sa largeur augmente jusqu'à la proportion d'un centimètre. Son épaisseur est aussi fort variable du plus au moins, car il devient quelquefois assez mince pour être transparent dans certains anneaux, remarquables d'ailleurs par un pore apparent sur *une seule* des deux marges de chacun de ces anneaux ; ceux-ci, par telle ou telle circonstance, peuvent se détacher du corps, et être expulsés ; on les voit dans ce cas se contracter encore quelque temps après leur sortie de l'intestin. Cette circonstance est une des plus favorables au traitement que nous avons adopté, attendu qu'elle nous révèle presque toujours l'état actuel de cet helminthe.

*Le ténia armé* se rencontre quelquefois en France, souvent en Italie, communément en Saxe, et très-fréquemment en Egypte.

### 1re Espèce. — 2me Variété.

Le *tenia canina* est un ver étroit, blanc, grêle, petit, dont la longueur n'excède jamais plusieurs mètres. Une échancrure en forme d'U se rencontre sur chaque côté de ses articulations. Ce ver a été considéré par plusieurs naturalistes comme un ennemi de l'homme.

### 2me Espèce. — 1re Variété.

Le *tenia lata* ou *tenia large* est une autre espèce que les auteurs français ont appelé *ténia non armé,* parce que sa tête, qui est terminée en forme de fer de lance, est dépourvue de la couronne de crochets érectiles qui entoure la bouche du ténia armé. Le *tenia lata* est classé dans le genre *bothriocéphale* par Rudolphi, M. Valencienne, etc. Ce ver est plat, blanchâtre, ou plutôt grisâtre ; son cou paraît garni de soies hérissées, comme le corps de certaines chenilles, ce qui l'a fait appeler par quelques auteurs *ténia à épines*. Celui-ci, par opposition au précédent, laisse apercevoir un pore sur chacune des marges latérales de son corps, qui, d'un bout à l'autre, est comme partagé en deux parties égales par une zône rubanée très-remarquable, et comme caractéristique de l'espèce. Ses anneaux sont courts et plus ou moins larges ; plongés dans l'alcohol, ils deviennent gris, ce qui l'a fait désigner, par Pallas, sous le nom de *tenia grisea*. Sa longueur varie entre deux mètres et trois cents, suivant Boërrhave. On rencontre cette espèce en France, en Pologne et en Russie. Les accidents occasionés par la présence de ce ver sont moins graves que ceux déterminés par le ténia armé, dont les crochets causent toujours des désordres sérieux et des phénomènes morbides souvent inexplicables. On peut conserver, dans le tube digestif, le *tenia lata* pendant plusieurs années impunément. Mais alors, aussitôt qu'il révèle sa présence par des symptômes plus ou moins caractéristiques, il importe de cher-

cher à l'expulser promptement, si l'on veut éviter les accidents multipliés qui surviennent ordinairement à cette époque.

2<sup>me</sup> **Espèce.** — 2<sup>me</sup> **Variété.**

Le *tenia tenella* de quelques auteurs, et le *tenia dentata* de Batsch, sont généralement confondus par les médecins avec le *tenia lata* de Linnée.

Enfin, les deux espèces que nous venons de décrire ne paraissent point, au dire des auteurs, s'être jamais trouvées à la fois chez le même individu, et nous ne les avons jamais rencontrées dans notre nombreuse pratique.

Les ténioïdes se réduisent donc, pour l'homme, à deux espèces; mais M. le professeur Valencienne en signale trente espèces chez les mammifères, et jusqu'à soixante espèces chez les oiseaux.

On peut conclure de ce qui précède que, pour ce qui regarde les entozoaires en général, ils diffèrent spécifiquement les uns des autres, suivant l'animal qu'ils attaquent, et que chaque sorte est particulière à tel âge ou à tel pays. Ainsi les *ascarides* tourmentent les enfants, et les ténias se remarquent plutôt chez les adultes. Leur production est le plus souvent le résultat d'une faiblesse générale, d'une sorte d'asthénie des membranes muqueuses digestives; ce qui explique suffisamment

pourquoi les personnes blondes, lymphatiques,
celles qui sont d'un tempérament délicat, les individus qui ont été long-temps malades, ceux qui
sont pauvres et mal nourris, sont plus sujets que
les autres aux affections *vermineuses*, qui se développent plus particulièrement chez les femmes que
chez les hommes, par les motifs que nous venons
d'exposer. Une fois d'ailleurs que ces animaux ont
pris naissance dans le corps humain, ils s'y développent à la manière des autres animaux. Ils pompent dans nos humeurs les produits nécessaires à
leur alimentation, ce qui les oblige à périr avec le
sujet qui les porte, et chez lequel, pendant la durée de leur existence, ils déterminent souvent une
foule de phénomènes qui ont été convertis en
symptômes par les médecins observateurs, symptômes dont l'ensemble a été désigné sous la dénomination très-exacte d'*helminthiasie*, par le professeur Alibert.

Nous allons décrire les signes et les symptômes
nombreux et variés qui peuvent faire pressentir
l'existence d'un ténia. Nous croyons devoir, toutefois, déclarer d'avance que ces signes sont souvent
équivoques, ces symptômes obscurs, et que « leur
« réunion peut simuler toute espèce de maladie,
« quelque rare, quelque extraordinaire qu'elle
« puisse paraître, » suivant l'expression du judicieux Klein.

## Symptômes.

Les personnes qui sont atteintes du ténia s'aperçoivent, dès l'origine, que le ventre est gonflé, empâté; qu'il y a des borborygmes (bruits occasionés par le déplacement de gaz), des douleurs fixes ou vagues, fortes ou légères.

La couleur de leur visage est altérée, tantôt rouge, tantôt pâle, tantôt plombée.

Leurs yeux sont humides et n'ont pas l'éclat habituel; la pupille est très-dilatée; un demi-cercle bleuâtre *cerne* la paupière inférieure, qui est souvent tuméfiée.

Les narines sont le siége d'un prurit (démangeaison) quelquefois insupportable; il y a souvent des hémosrhinies (saignement de nez).

La langue est blanchâtre ou piquetée de points rouges; la pointe en est également rouge et comme enflammée.

La teinte des joues varie à chaque instant.

Lorsque la présence du ver commence à devenir nuisible au malade, celui-ci éprouve des céphalalgies (maux de tête) fréquentes et intenses, des étourdissements, l'agrypnie (défaut de sommeil), une vive douleur aux tempes, la polyorexie (faim excessive, revenant par excès irréguliers) ou l'anorexie (dégoût pour les aliments).

L'urine est trouble, épaisse, quelquefois laiteuse chez les enfants.

Les sueurs sont aigres, fétides, et ont été caractérisées par l'épithète de sueurs *vermineuses.*

La salive est abondante à la bouche et en coule quelquefois pendant la nuit.

Durant le sommeil on observe souvent des grincements de dents.

Il y a hoquets, nausées, renvois de gaz d'une odeur aigre particulière.

L'haleine acquiert aussi une odeur *sui generis,* que les praticiens savent très-bien distinguer.

Sentiment de gêne et de pesanteur dans le ventre.

Vomissements de matières bilieuses, jaunes ou vertes.

Cardialgie (maux d'estomac).

Le malade éprouve un sentiment de piqûre vague, ou de déchirement dans le ventre, et le plus souvent au-dessous du sein gauche.

Il y a diarrhée ou constipation, souvent une vive démangeaison à l'anus.

La gorge est souvent le siége d'une constriction fort gênante, qui est quelquefois précédée du sentiment d'un corps qui remonterait de l'estomac au gosier.

Quelques malades reconnaissent les mouvements d'ondulation et de reptation que fait le ver pour s'étendre ou changer de place.

4

Il y a quelquefois des bourdonnements d'oreilles, des frissons intérieurs, une petite toux sèche, des lipothymies (défaillances); la respiration est difficile et même anhéleuse pendant le sommeil, qui est d'ailleurs inquiet et agité.

Le pouls est souvent inégal, dur, intermittent; palpitations de cœur; froid des extrémités.

Les gencives sont fongueuses; les lèvres blanchâtres ou livides.

Anxiété, rire sardonique, amaigrissement progressif de tout le corps, alors même que le malade éprouve de fréquents besoins de manger.

Ennui, abattement, humeur sombre, mélancolie; désir de la solitude, affaiblissement moral, enfin idées de suicide.

Tels sont les symptômes ou les signes particuliers qui font reconnaître la présence du ténia chez les sujets qui en sont atteints. Ceux de ces symptômes qui se rapportent aux troubles des fonctions digestives s'apaisent après le repas; mais ils reparaissent avec un nouveau degré d'intensité aussitôt que la digestion est terminée.

Les symptômes qui résultent de lésions du système nerveux peuvent déterminer des coliques plus ou moins vives, la catalepsie, l'épilepsie, l'hystérie, des fureurs maniaques, et simuler même jusqu'à un véritable état de tétanos, comme on l'a observé à l'hôpital Saint-Louis chez une jeune fille qui avait un ténia.

_ Les symptômes locaux résultent donc de l'effet pénible ou douloureux produit par la succion ou la piqûre de cet entozoaire sur un ganglion nerveux, ou bien encore par les mouvements de reptation qu'il exerce dans l'intestin, alors que celui-ci est libre d'aliments ou de matières excrémentitielles.

En résumé, tous les symptômes que nous venons d'exposer ne peuvent permettre ni dans leur ensemble, ni dans leur analyse, de poser un diagnostic certain. Le seul signe pathognomonique (caractéristique) est sans contredit l'expulsion d'un anneau. C'est donc sur ce symptôme *probant* que le médecin peut baser et combiner son traitement. C'est aussi la circonstance la plus favorable pour commencer la médication ; car nous savons, par expérience, que la guérison est d'autant plus difficile qu'elle est plus éloignée de l'élimination du dernier fragment.

Dans la thérapeutique actuelle, il est difficile pour un malade et même pour un médecin de faire un choix parmi les méthodes nombreuses de traitement qui sont tombées successivement dans le domaine public, après avoir été, presque tous, l'objet d'une formule secrète de la part de chaque auteur en particulier ; ainsi, pourquoi donner la préférence à la

méthode d'Alston sur celle de Bourdier? ou bien
à celle d'Hufeland sur celle de madame Nouffer?
Les procédés de Beck, de Buchanan, de Clossius,
de Chabert, de Mathieu, d'Odier, de Rathier, de
Schmucker et de tant d'autres, sont-ils donc dans le
cas de se faire exclure l'un par l'autre? Non, sans
doute; chacun d'eux a été préconisé à son tour,
puis bientôt délaissé, car il n'en est aucun qui mérite une préférence absolue; et tel qui a échoué
dans la généralité des cas, a réussi dans des circonstances où l'effet de tel et tel autre plus généralement digne d'estime était resté nul.

Il est cependant un traitement connu sous la dénomination de méthode du docteur Schmidt, dont
le gouvernement prussien a acheté la formule *tenue
secrète* et conservée exclusivement comme *propriété particulière* par son auteur. Cette formule
a été versée, par l'acquéreur, dans le domaine
public au mois de juin 1843. Nous allons énumérer les diverses prescriptions imposées pendant
plusieurs jours au malade; il sera facile d'appré-
cier si, comme le remède de madame Nouffer et
de M. Darbon, ces prescriptions survivront à leurs
auteurs.

Premier jour, de sept heures du matin à sept
heures du soir, et de deux en deux heures, deux
cuillerées d'une potion composée de poudre de va-
lériane, de feuilles de séné, d'eau bouillante, de sel

de Glauber, de sirop de manne et d'oléo-saccharum de tanaisie.

Dans les intervalles, on boit en abondance du café à l'eau.

A midi, une soupe à la farine avec du hareng et de la laitance.

A huit heures du soir, une salade de hareng, de jambon cru, d'oignon, d'huile et de sucre.

Deuxième jour, dès six heures du matin, six pilules drastiques.

A six heures et demie, une cuillerée d'huile de ricin avec du sucre.

Ensuite de l'infusion de café en grande quantité.

Dans le reste de la journée, et de deux en deux heures, une pilule purgative et une cuillerée d'huile de ricin avec beaucoup de sucre alternativement.

Dans ce jour-là, un bouillon et une soupe de farine, de beurre et de sucre, pour toute nourriture.

Le troisième jour, on continue comme le deuxième, et le ténia, dit-on, sort dans la journée vers l'après-midi.

Pendant plusieurs jours ensuite, il convient, par précaution, de prendre une ou deux pilules purgatives.

Tel est le traitement prussien actuel; et nous

croyons pouvoir déclarer ici, sans envie ni sentiment d'antagonisme, qu'il est loin, par sa nature
et son action, d'être aussi appétissant et aussi rapide
que le nôtre. Malgré la foule de prescriptions connues jusqu'à ce jour, y compris celle du docteur
Schmidt, la thérapeutique n'a donc point encore
été dotée d'une formule *certaine* qui puisse donner
au malade l'assurance d'être guéri, et au médecin
la satisfaction de garantir la conséquence de l'administration de son remède. Cependant, à force
de recherches et d'épreuves, nous croyons être
parvenu à obtenir pour notre méthode tous les
avantages que nous désirions rencontrer dans celle
de nos prédécesseurs.

Notre traitement enfin pourrait s'approcher si
près du véritable positif en médecine, que si nous
ne craignions d'être taxé de présomption, nous
pourrions d'avance dire à un malade (dans les con-
ditions nécessaires à son traitement) : « Tel jour,
à telle heure, vous serez guéri. »

Avec une telle assurance de soi, l'on peut défier
les anciens et les modernes, dont nous possédons
tous les avantages, sans avoir aucun de leurs in-
convénients. Tout le monde sait d'ailleurs aujour-
d'hui les graves et fâcheuses conséquences atta-
chées à l'administration du calomel qui attaque les
systèmes nerveux et lymphatique ; de l'essence de
térébenthine qui occasione des hallucinations ef-

frayantes, des attaques épileptiformes, etc.; de la décoction d'écorce fraîche de la racine de grenadier, qui laisse après soi des gastralgies, des coliques ou gastro-entérites souvent incurables.

Si, malgré l'expérience des faits qui précèdent, la médecine particulière à laquelle nous nous sommes adonné depuis plusieurs années paraissait étroite et mesquine à certains esprits qui veulent que le mérite d'un homme consiste plutôt dans une vaste érudition qui reste improductive pour ses semblables, que dans une spécialité approfondie qui peut rendre chaque jour de nombreux services à l'humanité, nous nous retrancherions pour toute réponse dans la circonstance où, après des cures plus ou moins difficiles, nous recevons les louanges et les bénédictions d'une foule de malades qui rêvaient le suicide, lorsque, en quelques heures, nous les avons délivrés de tous les maux qu'ils enduraient depuis nombre d'années ; l'estime et la gratitude de ceux-ci nous a donc dédommagé en nous consolant des dédains de ceux-là que nous plaignons sans leur renvoyer le blâme qu'ils nous donnent.

## 2me Genre. — DE LA FASCIOLE HÉPATIQUE OU DOUVE.

Classée par Rudolphi dans les trématodes, ce genre d'entozoaires, qu'on ne rencontre que dans l'intérieur des animaux vertébrés, habite le plus souvent la vésicule du fiel et les conduits biliaires de l'homme.

La fasciole a le corps mou, ovale, aplati, mince sur ses bords, sans articulations distinctes; l'extrémité postérieure se termine abruptement en pointe pour former la queue, tandis que l'extrémité antérieure s'arrondit d'abord pour se rétrécir ensuite en forme de petit cône qui représente la tête. Au bout de cette partie se trouve une espèce de suçoir communiquant à un canal qui s'étend en nombreuses ramifications par tout le corps.

La fasciole est d'un vert obscur, et longue de 3 centimètres, sur 1 centimètre de largeur.

### 3<sup>me</sup> et 4<sup>me</sup> Genre.— DU POLYSTOME ET DE L'HEXATHYRIDIE.

L'existence des genres 3° *polystome* et 4° *hexathyridie* de la graisse et des veines ayant été établie par Treutler, et controversée d'abord par Rudolphi, qui paraît rapporter le dernier au genre planaire, et ensuite par M. de Blainville qui serait tenté de le faire sortir de la classe des entozoaires, nous croyons pouvoir nous exempter de donner la description de ces animaux, dont la présence dans le corps humain ne peut d'ailleurs être signalée d'une manière positive par le diagnostic.

# 3<sup>me</sup> GROUPE.

## VERS VÉSICULAIRES.

---

**1er Genre. — DES ACÉPHALOCYSTES** (privés de tête).

Laënnec a donné ce nom à un genre de vers vésiculaires sans fibres apparentes, sans suçoirs visibles, dépourvus de corps et de tête, comme l'indique leur nom tiré du grec (*àképhalos*, sans tête, *kustis*, vessie), se présentant sous la forme de vésicules ovoïdes ou arrondies, depuis le volume d'un grain de chénevis, jusqu'à celui d'une grosse pomme ; leurs parois sont minces, homogènes, ordinairement incolores, quelquefois grisâtres, verdâtres, ou d'une teinte laiteuse. Leur cavité est pleine d'un liquide limpide analogue à de l'eau albumineuse ; elles présentent souvent dans leurs parois des épaississements oviformes qui paraissent être d'autres acéphalocystes naissantes qui, après avoir atteint un certain degré d'accroissement, se détachent de leur mère et prennent, à leur tour, un certain développement. L'organisation de ces vers est tellement simple, que Goltz et d'autres auteurs ont douté qu'ils fussent de véritables animaux ; mais leur analogie avec les cysticerques a levé tous les doutes à cet égard ; à l'exception d'une fois ou deux, il ne paraît point non plus qu'on ait observé chez eux de mouvements spontanés.

On a rencontré des acéphalocystes dans toutes les parties du corps humain, mais surtout dans le foie, l'utérus, les reins, les poumons, le tissu cellulaire, les dépendances du canal intestinal ; M. Rostan en a observé dans la cavité de l'arachnoïde.

Les différences qu'on a remarquées dans la manière d'être générale et dans le lieu d'habitation de ces entozoaires, jointes aux particularités de leur organisation, ont fait distinguer le genre des acéphalocystes en quatre espèces, qui sont :

1° L'acéphalocyste en grappe ;

2°       id.        à œufs ;

3°       id.        à bourgeons ;

4° enfin, l'acéphalocyste à grains.

Cette distinction ne présentant rien d'important dans chaque espèce en particulier, nous croyons superflu d'ajouter de nouveaux détails à ceux que nous avons donnés.

2<sup>e</sup> Genre. — DES CYSTICERQUES (1).

On désigne par ce nom un genre de vers entozoaires que Pallas et Goëze rangeaient parmi les té-

---

(1) Du grec κυστις, vessie, et κερκος, queue.

nias, et que Bloch et d'autres en avaient séparés en les décrivant sous les dénominations d'*hydatides*, etc.

Les cysticerques sont caractérisés par un corps presque cylindrique terminé par une vessie caudale pleine d'une sérosité limpide qui s'y trouve renfermée, sans que l'existence apparente d'un canal quelconque permette aucune supposition sur l'arrivée de cette liqueur dans la cavité qui la contient.

La tête de ces vers est très-petite et garnie, à sa base, de quatre papilles ou suçoirs, et armée d'une trompe obtuse, couronnée par une ou deux rangées de petits crochets allongés.

Ils sont presque toujours contenus dans des poches membraneuses remplies d'une sérosité plus ou moins abondante. Ces kystes celluleux renferment souvent un seul de ces individus, mais quelquefois ils en reçoivent plusieurs.

La base de la trompe, qui est placée au-dessus de la tête chez ces animaux, est armée de petits crochets dont l'usage paraît être évidemment de fixer l'entozoaire aux parois de la cavité qu'il occupe ; tandis que les quatre papilles, qu'on appelle bien gratuitement des *suçoirs*, ne semblent, pas plus que la *trompe*, avoir aucun usage appréciable.

La tête entière du cysticerque est séparée du corps par un véritable col, quelquefois aplati, mais toujours articulé et composé de bandelettes transversales qui se recouvrent les unes les autres et paraissent avoir quelque analogie avec les anneaux véritables des ténias. Le plus communément, le corps est plein chez les cysticerques; certaines espèces seulement présentent, dans leur centre, une cavité qui, d'un côté, s'ouvre dans la vessie caudale, et de l'autre se termine en cul-de-sac à la hauteur du col.

Les cysticerques donnent des signes évidents de vie; ils exécutent même certains mouvements d'ondulation; ils dilatent ou resserrent leur vessie caudale; enfin, ils allongent leur cou et leur tête, ou les font rentrer dans l'intérieur de leur corps.

Plusieurs espèces du genre cysticerque vivent dans les tissus du corps humain; nous citerons seulement :

1° *Le cysticerque à col étroit* (Rudolphi).

Il est difficile d'assigner une grosseur déterminée à cette espèce très-variable sous le rapport du volume, mais qui n'a jamais plus de quelques centimètres de longueur.

La vessie globuleuse qui termine le corps ne présente pas toujours la même forme, ni la même ampleur; car, après s'être rapprochée du corps comme pour s'y unir, elle est subitement étranglée par un rétrécissement très-prononcé, creusé dans son centre, pour communiquer avec les deux extrémités.

Le corps de cet entozoaire est petit ; sa longueur, pendant la vie, est de quinze millimètres environ, qui se réduisent des deux tiers, après la mort, par suite d'une rétraction habituellement observée. L'aspect du corps présente une surface d'un blanc mat et luisant qui semble recouverte par des bandelettes circulaires qui vont en diminuant à mesure qu'elles s'approchent de la tête, qui est transparente et un peu moins grosse qu'un grain de millet.

Ce ver est renfermé dans un sac ordinairement globuleux et bosselé qui ne contient qu'un seul individu, et quelquefois, mais rarement, deux.

Lorsqu'on peut saisir ce petit animal vivant, si on le plonge dans de l'eau tiède, son corps se développe et exerce des mouvements très-manifestes.

Pallas, Tessier et Laënnec ont rencontré souvent le cysticerque à col étroit dans le péritoine, la plèvre et l'épiploon d'un grand nombre d'animaux ; mais le professeur V.-L. Bréra, de Pavie, Goëze et Bosc, ont cité des faits desquels il résulte que ce ver a été plusieurs fois observé chez l'homme.

2º *Le cysticerque ladrique* (Rudolphi).

Cette espèce est la plus remarquable dn genre cysticerque, car c'est sa pullulation qui occasionne, chez le porc, la maladie immonde généralement connue sous la dénomination de *ladrerie*. On pensait, autrefois, que cette dernière affection, à laquelle on trouvait quelque analogie avec la *lèpre* qui attaque l'espèce humaine, pouvait être confondue avec elle, mais aucun travail sérieux sur ce point n'ayant levé les doutes qui existaient, la question est restée indécise.

Quoi qu'il en soit, les zoologistes assignent au cysticerque ladrique les caractères suivants : tête inégalement ovale et garnie de doubles crochets du milieu desquels sortent une trompe et quatre papilles ou suçoirs ; queue représentée par une vessie que l'on peut considérer comme composant l'animal en entier ; cette vessie caudale n'a jamais plus de 15 à 20 millimètres. Cet entozoaire est toujours contenu dans un kyste. On ne cite point d'exemple de son existence en compagnie de ses semblables, dans la même poche, où il vit ordinairement seul au milieu d'un liquide *sui generis*.

Quoique cette espèce d'hydatide s'observe habituellement sur le porc, dont il envahit tout le tissu adipeux ainsi que l'œsophage et la langue, organe

sur lequel se décèle communément sa présence, il
est démontré aujourd'hui qu'on l'a souvent découvert chez plusieurs animaux. Werner l'a rencontré
le premier chez l'homme ; Steinbuch l'a trouvé
dans les muscles de la région cervicale ; Isenflamm
dans le creux de l'aisselle ; Chabert l'a observé
dans l'épaisseur de la langue d'un enfant, de même
que cela a lieu chez les cochons ; enfin le docteur
Bonnafox de Masset en a rencontré dans le parenchyme des poumons, etc. Il serait facile de multiplier les citations tendant à démontrer que cette
variété d'entozoaires se trouve assez fréquemment
dans les tissus de l'homme ; mais les exemples que
nous avons produits nous semblent suffisants, sinon
pour démontrer l'analogie qui existe entre la *la-*
*drerie* et la *lèpre*, au moins pour prouver que le
cysticerque ladrique existe absolument chez l'homme comme chez le porc.

3° *Le cysticerque* (de Fischer).

Ce ver est tout-à-fait distinct des deux qui précèdent en ce qu'il n'est point, comme eux, renfermé dans un kyste. Sa tête est remarquable à
l'extrémité de son col étroit. On y observe, sur un
seul rang, quinze crochets dont elle est armée. Les
suçoirs sont manifestes. La vessie caudale, de
même longueur que celle du précédent, est unie

au corps par sa grosse extrémité. Le corps est arrondi, mince et formé d'anneaux successifs.

Fischer a trouvé cette variété de cysticerques
dans le plexus choroïde de l'homme ; et Zéder l'a
rencontrée à la surface de la dure-mère.

#### 4° *Le cysticerque à deux vessies* (Laënnec).

Cette variété de cysticerques n'a été encore observée que par Laënnec, qui l'a trouvé, une seule
fois, dans les ventricules du cerveau d'un homme
mort d'apoplexie.

Voici la description de cet entozoaire, qui offre
à l'examen deux vessies dont l'une forme la queue,
tandis que l'autre contient le corps, qui se trouve
ainsi renfermé dans une poche, laquelle devient
une véritable dépendance de l'animal. Ce corps est
conique ; on y remarque des anneaux et un canal
qui le traverse depuis la tête, où il commence par
une sorte de cul-de-sac, jusqu'à la vessie caudale,
dans laquelle il aboutit. La tête présente des suçoirs et des crochets comme chez les autres variétés.

#### 5° *Le cysticerque pointillé* (Treutler).

De même que Laënnec a observé seul le cysticerque à deux vessies, Treutler nous a fourni un

seul exemple, rencontré par lui, du cysticerque qu'il a appelé **pointillé**.

C'est dans les plexus choroïdes d'une jeune femme de vingt-deux ans que cette hydatide a été trouvée. La tête ne présente qu'un suçoir et six crochets d'une telle ténuité qu'ils ne peuvent être aperçus à l'œil nu ; enfin le corps de cet entozoaire est bien plus long que la vessie caudale qui le termine.

Nous dirons, en terminant ce qui a rapport au genre cysticerque, que l'habitation des lieux bas et humides, en même temps qu'une nourriture constamment légumineuse ou herbacée, sont les causes qui paraissent produire la première variété de ces vers ; que l'espèce ladrique est le fait d'une cause qui a échappé jusqu'ici à la sagacité des observations, ainsi que les symptômes morbides qu'elle détermine. Quant aux cysticerques de Fischer, de Laënnec et de Treutler, ces auteurs déclarent que la présence des vers qu'ils ont décrits ne s'étant manifestée par aucun signe, symptôme ou phénomène particuliers appréciables pendant la vie des sujets sur lesquels ils les ont observés, tout portait donc à croire que leur présence dans nos tissus n'est pas dans le cas de constituer une maladie spéciale.

3ᵉ Genre : **DES POLYCÉPHALES.** — 4ᵉ Genre : **DES DITRACHYCEROS.**
— 5ᵉ Genre : **DE L'ECHYNOCOCCUS.**

Les genres *polycéphale, ditrachyceros* et *echinococcus* de l'homme, appartenant à des espèces d'hydatides assez rares pour que ni les symptômes morbides auxquels leur présence peut donner lieu, ni le traitement thérapeutique qu'on doit leur opposer, n'aient été décrits par les auteurs qui en ont parlé, nous croyons pouvoir nous dispenser de faire la description zoologique de ces entozoaires, que nous n'avons point d'ailleurs observés dans notre pratique particulière, et que nous citons, seulement, dans le but de remplir le cadre que nous avons tracé pour compléter l'histoire des vers qui se rencontrent chez l'homme.

Pour ce qui est du traitement de tous et de chacun des vers dont la description précède, nous avons, par une longue pratique, éprouvé les substances médicamenteuses que nous administrons à nos malades, et qui, comme nous l'avons déjà dit, rendent pour ainsi dire *positifs* et *inoffensifs* les effets de notre thérapeutique. Nous pouvons donc affirmer que, jusqu'à ce jour, aucuns remèdes n'ont plus complètement et plus constamment réussi que ceux qui sont consacrés par notre méthode, et qui, au besoin, peuvent être approuvés et validés, d'abord : par les nombreux malades dont quelques noms suivent, et ensuite par les certificats que nous ont délivrés les quelques mille personnes que nous avons traitées et guéries.

# LISTE

DES PRINCIPAUX MALADES GUÉRIS PAR LE TRAITEMENT
DE M. PETIGARS.

---

Mlle ADÈLE, rue du Cadran, 14 bis.

M. AUBERT fils, âgé de 5 ans, rue Grenier-Saint-Lazare, 26.

M. BASSOT fils, âgé de 4 ans, rue du Temple, 22.

M. BERSON fils, âgé de 3 ans, cour du marché Saint-Germain, 78.

Mlle BOURGEOIS, âgée de 8 ans, passage du Grand-Cerf, 26.

M. BICHERELLE, rue de Viarmes, 58.

M. BROQUET et son fils, tous deux à Clichy-la-Garenne.

M. BLOQUET, à la Glacière.

M. BAUDRY, rue Saint-Denis, passage Lemoine, 380.

Mlle Louise BRULÉ, à Clichy-la-Garenne.

Mme BULTON, à Boulogne (Seine).

M. BASIN, rue des Mauvaises-Paroles, 12.

M. BOURGEOIS, rue de la Lune, 10.

Mme BRUNEDAUD, rue Saint-Louis, 85.

M. BETTANIER, rue de Berry, 24.

Mme BRÉON, rue des Grands-Degrés, 9.

M. COLLIN, faubourg Saint-Antoine, 132.

M. COLLIARD, faubourg Saint-Antoine, 191.

Mme CANTIN, rue du Rocher, 56.

Mme COULOMIER, rue de Bretagne, 20.

M. CHEVANCE, rue des Ciseaux, 5.

Mme Veuve CHEVILLION, à Fontenay-aux-Roses.

Mlle CAMUS, rue du Vertbois, 34.

M. COURTÈS, boulevart Beaumarchais, 23.

Mme COLLERET, faubourg du Temple, 24.

Mme CONSTANCE, rue Gît-le-Cœur, 4.

Mme CHAMBAIN, rue de Lévy, 20, à Monceaux.

M. COCKLÉAERE, rue Gaillon, 11.

Mme CORION, rue de l'Arbre-Sec, 1.

Mlle COURSOLLES, rue du Harlay, 6.

M. CHAIMBAULT, à Versailles, rue Neuve, 39.

M. Xavier DUVAL, rue Montmartre, 30.

M. DELAMAIN, rue Pavée-Saint-Sauveur, 3.

M. DÉMARCQ, faubourg Saint-Denis, 18.

M. DIEN, à Arcueil.

M. DAVID, rue Hauteville, 23.

Mme DRESCO, à Vitry (Seine).

Mme DUCLOS, à Baremont, près Meulan.

Mme DEMARG, rue Grétry, 3.

M. le chevalier DAROUL, rue de la Pépinière, 43.

M. DUTILLAY, rue Lafayette, 14.

Mme DOYEN, rue des Gravilliers, 56.

Mme Veuve DEBARLE, à Vaugirard, Grande-Rue, 158.

Mlle DUPONT, place de la Bastille, 209.

Mme DARGÉ, rue de l'Homme-Armé, 3.

M. FLET, rue Bergette, 3, à Saint-Germain-en-Laye.

M. FONARD, faubourg Saint-Denis, 80.

Mme FÉLIX, rue d'Angivilliers, 18.

M. FÉRAT-TOURBALLE, à Épernay (Marne).

M. FÈVRE, à Boulogne (Seine).

M. GONVERS, rue Ménilmontant, 25.

M. GOSSELIN fils, âgé de 12 ans, de Saint-Lambert, près Chevreuse.

M. GUILLAUME, à Livry.

M. GRAMARD, au Bourget.

Mme GAMBIN, rue Transnonain, 2.

M. GAMBRELLE, faubourg Saint-Denis, 18.

M. GAUTIER, à Chaville.

M. GUERBETTE, rue Montaigne, 4 bis.

M. GIRARD, rue Saint-Honoré, 265.

M. HALLAERS, rue Mouffetard, 208.

M. HAMOT, rue Montaigne, 4 bis.

Mme HOMOND, à Poissy.

M. HURY, rue des Écluses-Saint-Martin, passage Feuillet, 28.

Mme JACQUET, rue des Jeûneurs, 3.

M. JARRY, rue des Juifs, 13.

M. JACQUET, rue Saint-Honoré, 260.

Mme JOUTIER, rue Neuve-des-Mathurins, 30.

M. JOSE, à Palaiseau.

Mlle KENNE DE BARSCH, de Berlin (Prusse).

M. LANDRÉ, à Poissy.

Mme LEGUÉRY, rue Saint-Roch, 27.

M. LARU, à Clichy-la-Garenne.

M. LELIÈVRE, à Lisieux.

Mme LOYAUTÉ, rue de l'Oursine, 43.

M. LISIEUX, rue d'Anjou, 20, à Versailles.

M. LEFORESTIER, rue de la Perle, 3.

Mme Veuve LÉTOURMY, rue Molay, 2.

M. LENEUVEU, rue Neuve-Saint-Augustin, 33.

M. LEFÈVRE, rue Saint-Honoré, 221.

M. MARC, passage de la Trinité, 15.

Mlle MARAIS, rue Croix-des-Petits-Champs, 23.

M. MACÉ, rue du Pont-aux-Choux, 17.

M. MINIER fils, rue Geoffroy-l'Asnier, 17.

M. MÉRIOT fils, quai d'Austerlitz, 11.

M. MERCIER, rue des Gravilliers, 2.

Mme MAYER, rue du Pélican, 25.

Mme MAILLARD, rue Coquenard, 38.

M. MONET, rue Boucherat, 11.

Mme METKÉ, rue Feydeau, 1.

Mlle MICHEL, chez Mme Tastu, rue de Vaugirard, 22.

M. MORAND, rue Saint-Louis, 22 bis, Batignolles.

M. MEHL, rue des Lions-Saint-Paul, 10.

M. MARGARITIS, rue de la Ferme-des-Mathurins, 10.

M. NODIN, à Belleville.

M. NESSELER, rue Neuve-Breda, 9.

Mme NOSELLE, rue de Sèvres, 96.

Mlle NOBLET, rue Princesse, 4.

Mme NODIN, rue de Lorillon, 10.

M. NARCISSE, rue Chapon, 1.

M. POISSON, rue Coquenard, 60.

Mme PLANQUET, rue Saint-Paul, 55.

M. PLET, rue Cadet, 34.

M. PRÉVOST-WENTZEL, rue Saint-Denis, 290.

Mlle PETIT-PIERRE, à La Chapelle Saint-Denis, 22.

M. PERARD, rue des Gravilliers, 48.

Mlle Annette PÉROLLE, rue de Grenelle-St-Germain, 67.

M. PAYEN, faubourg Saint-Denis, 123.

Mlle Adèle PINARD, boulevart de la Reine, 57, Versailles.

Mme PROST, rue Miroménil, 30.

Mlle PHILIPPE, à Grenelle.

M. PRIEUR, à Poissy.

M. PETIT fils, à Pontoise.

M. PUISSANT, à Nemours, rue de l'Égout, 3.

Mme PESLERBE, rue du Bel-Air, 16, Passy.

Mlle POMEREL, rue Saint-Martin, 275.

M. REINHARD, rue du Bouloi, 7.

Mme RENAUD, à Bû.

M. STEMLIN fils, boulevart Rochechouart, 8.

M. SUREAU, rue Mandar, 13.

Mlle SOUCHOIS, âgée de 12 ans, à Roanne.

Mlle SARRAZIN, aux Carrières-Saint-Denis.

Mlle SANNAY, rue de l'Hôtel-de-Ville, 131.

M. TOURBIER, faubourg Poissonnière, 63.

Mme THIRON, rue Saint-Denis, 83.

Mme TRINCKS, rue Montmartre, 95.

Mlle THÉVENIN, rue Saint-Lazare, 77.

M. VALLAT, rue Saint-Honoré, 361.

M. VERON, rue de Laharpe, 93.

Mlle Désirée VALETTE, rue Monsigny, 3.

M. VEBERT, rue des Mathurins-Saint-Jacques, 17.

M. VIET, rue du Bouloy, 22.

M. YVON, à Ville-d'Avray.

Mme ZORN, rue Saint-Marc-Feydeau, 27.

# TABLE DES MATIÈRES.



FIN DE LA TABLE.